Rim Khemakhem
Donia Ben Jmeaa

Síndrome de COVID longo

Rim Khemakhem
Donia Ben Jmeaa

Síndrome de COVID longo

Compreender os sintomas e os factores de previsão

ScienciaScripts

Imprint

Cover image: www.ingimage.com

This book is a translation from the original published under ISBN 978-620-3-45825-1.

Publisher:
Sciencia Scripts
is a trademark of
Dodo Books Indian Ocean Ltd. and OmniScriptum S.R.L publishing group

120 High Road, East Finchley, London, N2 9ED, United Kingdom
Str. Armeneasca 28/1, office 1, Chisinau MD-2012, Republic of Moldova, Europe
Managing Directors: Ieva Konstantinova, Victoria Ursu
info@omniscriptum.com

Printed at: see last page
ISBN: 978-620-8-53748-7

PLANO

INTRODUÇÃO

O coronavírus 2019 (COVID-19) é uma doença infecciosa contagiosa causada pelo coronavírus 2 da síndrome respiratória aguda grave (SARS-CoV-2). Trata-se de um vírus RNA envelopado transmitido principalmente por gotículas respiratórias (1). O primeiro caso conhecido de COVID-19 foi identificado em Wuhan, na China, em dezembro de 2019. Em março de 2020, a Organização Mundial de Saúde (OMS) declarou a epidemia de COVID-19 uma pandemia, devido à sua rápida transmissão e às elevadas taxas de hospitalização e mortalidade. Os principais modos de transmissão foram as gotículas respiratórias e o contacto direto ou indireto com superfícies contaminadas. A pandemia de COVID-19, causada pelo vírus SARS-CoV-2, teve um impacto profundo no início da década de 2020, afectando quase todos os aspectos da sociedade mundial. A pandemia causou milhões de mortes em todo o mundo, afectando principalmente os idosos e as pessoas com co-morbilidades, como a diabetes ou as doenças cardiovasculares. Os hospitais ficaram frequentemente sobrecarregados, com falta de camas, respiradores e pessoal de enfermagem. O rápido desenvolvimento de vacinas representou um grande avanço científico. De acordo com a atualização da OMS de 18 de dezembro de 2023, 772 386 069 pessoas foram infectadas com COVID-19 em todo o mundo, com 6 987 222 mortes (2). A Tunísia foi um dos países mais afectados, com 115.3361 pessoas infectadas e 29.423 mortes (2,6%) (2). Nas fases iniciais da pandemia de COVID-19, reconheceu-se que os efeitos do SARS-CoV-2 poderiam variar entre uma infeção assintomática e uma doença multissistémica. A COVID-19 é, por conseguinte, uma doença complexa, que envolve fases virais, inflamatórias e trombóticas (1). Até hoje, a enorme preocupação suscitada pela pandemia de SARS-CoV-2 em termos de impacto social na gestão da saúde pública continua a ser objeto de grande debate. debate, nomeadamente porque a COVID-19 pode afetar as pessoas infectadas durante muito mais tempo do que o esperado por uma doença viral típica transmitida pelo ar (3-6). De facto, a COVID-19 pode ter consequências duradouras, muito para além da fase aguda da infeção. De acordo com a OMS, cerca de 10% a 20% destas pessoas apresentam vários efeitos a médio e longo prazo após a recuperação inicial (7). Estes sintomas podem ter persistido desde o início da doença ou podem aparecer após a recuperação inicial. Os sintomas mais comuns associados ao pós-COVID-19 são a falta de ar, a fraqueza geral, as dores musculares, a disfunção cognitiva, as dores de cabeça, a perda do olfato, a queda de cabelo, as náuseas e os vómitos, que afectam a qualidade de vida das pessoas afectadas (3-7).Estes sinais e sintomas foram finalmente descritos como "COVID longa", cuja definição mais difundida é "novos sinais e sintomas que ocorrem 4 a 8 semanas após o fim da fase aguda da COVID-19" e que não podem ser explicados por um diagnóstico alternativo. (8). Os sintomas podem também flutuar ou recorrer ao longo do tempo. A COVID longa não é, portanto, uma doença simples, mas uma perturbação complexa devida à disfunção de vários sistemas de órgãos; por conseguinte, é provavelmente mais adequado falar de uma síndrome (9,10). Na maioria das pessoas infectadas com o SARS-CoV-2, o vírus vivo é completamente eliminado dentro de dias ou semanas após a infeção e já não é detetável no sistema respiratório. No entanto, a eliminação do ARN viral ou do antigénio dos epitélios respiratórios ou de outros locais dos tecidos pode ser lenta e, em alguns casos, os vírus podem persistir em formas que não são bem compreendidas. As questões fundamentais sobre a relação entre a persistência do SARS-CoV-2 e a longevidade dos sintomas da COVID-19 longa ainda não foram resolvidas (11). Por esta razão, a investigação sobre os factores de risco associados ao desenvolvimento da COVID-19 longa é destacada como uma necessidade (12). Por conseguinte, é importante continuar a estudar e a compreender as implicações a longo prazo da COVID-19, a fim de desenvolver abordagens de gestão e tratamento adequadas, bem como estratégias de prevenção.

CAPÍTULO I

DADOS EPIDEMIOLÓGICOS

1. Frequência da cobiça longa

A COVID longa, também conhecida como sequelas pós-agudas da infeção por SARS-CoV-2, refere-se a uma série de sintomas persistentes ou recorrentes que ocorrem em algumas pessoas após a fase aguda da infeção por COVID-19. Este fenómeno foi reconhecido como um problema médico significativo, uma vez que os doentes relataram sintomas de longa duração mesmo meses após a sua recuperação inicial. A COVID longa pode alterar seriamente a vida quotidiana das pessoas afectadas:

- Incapacidade de trabalhar ou de retomar uma vida normal.
- Isolamento social devido a fadiga ou limitações físicas.
- Perturbações emocionais e mentais associadas a sintomas persistentes.

Trata-se de um diagnóstico de exclusão, o que significa que os médicos devem primeiro excluir outras causas possíveis para os sintomas. Baseia-se em :

• Uma avaliação clínica exaustiva.

• Exames complementares (imagiologia, análises ao sangue) para identificar eventuais complicações específicas.

A frequência de doentes que apresentam a síndrome da covid longa variou de um estudo para outro, oscilando entre 22% e 63% (13-15). Um estudo italiano (16) constatou que 87% dos doentes recuperados apresentavam pelo menos um sintoma persistente após 60 dias.

Esta diferença nos resultados dos vários estudos pode ser explicada pela diferença nas populações estudadas, a forma como são medidas, a variante SARS-CoV-2 e o estado de vacinação. É por isso que a prevalência exacta da síndrome pós-covid não pode ser estimada (17).

2. Idade

Embora a Covid longa possa afetar pessoas de qualquer idade, a experiência da doença varia de acordo com a idade, as co-morbilidades e as circunstâncias pessoais. A idade média dos doentes com síndrome de Covid longo é de cerca de 50 anos [40-60 anos] (18-

20). Os adultos mais jovens também podem ser afectados, mas referem frequentemente sintomas diferentes. De facto, alguns estudos encontraram uma idade média mais jovem entre os 36 e os 39 anos (15,21). Nos adultos em idade ativa, a COVID-19 longa pode ter um impacto económico e social significativo, levando a uma incapacidade para trabalhar ou a uma redução da produtividade. Assim, uma abordagem personalizada continua a ser a chave para gerir eficazmente o seu impacto.

3. Género

A maior parte dos dados na literatura observou uma predominância feminina (16, 22-24), com a exceção de alguns estudos (18). A predominância feminina da síndrome pós-covid encontrada na literatura pode ser explicada pelo facto de as hormonas femininas poderem desempenhar um papel na perpetuação do estado inflamatório da fase aguda da infeção por SARS-CoV-2, mesmo após a recuperação. De facto, foi relatada uma maior produção de anticorpos de imunoglobulina G (IgG) nas mulheres no início da doença, o que poderia resultar num resultado mais favorável nas mulheres, mas também poderia desempenhar um papel na perpetuação das manifestações da doença. Para além disso, pode colocar-se a hipótese de as mulheres estarem geralmente mais atentas ao seu corpo e ao sofrimento que lhe está associado (25,26).

Uma vez que as mulheres são frequentemente as principais prestadoras de cuidados nos agregados familiares, podem estar mais expostas ao vírus e apresentar mais sintomas devido ao seu papel ativo na gestão da sua própria saúde e da saúde dos seus entes queridos. Estas diferenças sublinham a importância de ter em conta o género no diagnóstico, na investigação e na gestão dos cuidados prestados aos doentes com COVID-19 de longa duração.

Uma abordagem personalizada e um maior reconhecimento destas disparidades poderiam melhorar significativamente os cuidados prestados aos doentes. Os cuidados devem ser adaptados às necessidades específicas dos doentes, em função do seu género, sintomas e historial médico.

4. Vacinação

A vacinação foi um ponto de viragem decisivo na luta contra a COVID-19. Embora não garanta uma proteção absoluta contra a infeção, continua a ser um instrumento essencial para prevenir formas graves da doença e controlar o impacto da pandemia. Foram rapidamente desenvolvidos vários tipos de vacinas contra a COVID-19, em resultado dos esforços de investigação a nível mundial. A vacinação contra a COVID-19 foi um grande avanço na luta contra a pandemia causada pelo SARS-CoV-2. Conduziu a uma redução significativa das formas graves da doença, dos internamentos hospitalares e das mortes, e facilitou o reinício das actividades sociais e económicas. A relação entre a vacinação contra a COVID-19 e a COVID longa foi objeto de numerosos estudos desde o início da pandemia. Estudos realizados no Bangladesh, Paquistão, Nepal e Índia revelaram percentagens de vacinação iguais a 20,6%, 22,1%, 26,2% e 28,1%, respetivamente (27).

Um estudo transversal (26) realizado em fevereiro de 2022 entre indivíduos tunisinos infectados com COVID-19 entre março de 2020 e fevereiro de 2022 mostrou que 73,2% dos participantes não estavam vacinados, 7,7% estavam parcialmente vacinados e 19,1% tinham um calendário completo de vacinação contra a COVID-19.

De facto, a percentagem de indivíduos com um calendário de vacinação completo varia de um país para outro, indo de 8,2% no Afeganistão a 72,6% no Butão (27).

CAPÍTULO II

DADOS CLÍNICOS E PARACLÍNICOS

1. Sinais pulmonares

Os sintomas pulmonares da COVID-19 longa são variados e podem afetar significativamente a qualidade de vida. A monitorização médica regular e o tratamento adequado são essenciais para melhorar a função respiratória e prevenir complicações.

Dado que o vírus SARS-CoV-2 tem um tropismo predominantemente respiratório, os sintomas respiratórios (dispneia e, em menor grau, tosse seca) estavam na vanguarda dos sinais da síndrome pós-covid (28-30). Os sinais pulmonares da COVID-19 longa são frequentes em pessoas que tiveram uma infeção inicial grave ou moderada pelo SARS-CoV-2, mas também podem aparecer após formas ligeiras. De facto, vários estudos mostraram que é frequente a persistência de sintomas respiratórios, particularmente dispneia e tosse, para além de 4 semanas após o seu início.

Um estudo de coorte observacional multicêntrico de 1250 sobreviventes da COVID-19 no Michigan, EUA (31), constatou que

15,4% dos indivíduos que responderam ao inquérito telefónico relataram o início ou o agravamento de uma tosse 2 meses após o diagnóstico inicial.

Uma meta-análise efectuada por Alkodaymi et al (32) mostrou que, apesar da heterogeneidade dos estudos, a frequência da dispneia era de aproximadamente 25% entre 3 e 6 meses e de 31% aos 12 meses de seguimento.

Mendola M et al (33) constataram que a dispneia de esforço era o sintoma mais frequente 12 meses após a infeção por COVID-19.

Um estudo (34) acompanhou doentes previamente internados em unidades respiratórias por insuficiência respiratória aguda secundária a pneumonia por COVID-19, 1 ano após a alta. Testes de função pulmonar (espirometria, capacidade de difusão do monóxido de carbono (DLCO)) foram utilizados para avaliar os volumes pulmonares e a capacidade de difusão do monóxido de carbono. dióxido de carbono (CO 2). Três dos trinta e três pacientes (9%) tinham um FEV1/FVC < 0,70 e 6 pacientes (18%) tinham um FVC inferior a 80%. No total, quase metade dos pacientes (16/33, 49%) apresentaram uma redução da DLCO.

A infeção por Covid-19, que causa principalmente angústia

respiratória aguda, pode ser responsável por danos endoteliais significativos e por uma resposta imunitária e inflamatória intensa nos pulmões e nas vias respiratórias através da replicação do SARS-CoV-2 nas células endoteliais (29). Song et al (35) sugeriram que as vias neurológicas, inflamatórias e imunomoduladoras através dos nervos sensoriais do nervo vago podem contribuir para a hipersensibilidade à tosse. Mais especificamente, uma neuropatia pós-viral do nervo vago poderia desempenhar um papel, envolvendo tanto os ramos sensoriais como motores deste nervo.

A sensação na laringe é mediada em parte pelo nervo laríngeo superior, que também inerva o músculo cricotiroideu. A disfunção deste nervo pode levar a vários sintomas associados à tosse crónica e a sensações anormais na região da laringe, tais como globus faríngeo (sensação de um nó na garganta), pigarro ou sensação de cócegas.

A TC de tórax desempenha um papel crucial no diagnóstico e acompanhamento de pacientes com pneumonia por COVID-19.

Um estudo que incluiu 114 doentes, dos quais 40 (35%), que recuperaram da pneumonia por covid-19, apresentaram alterações de tipo fibrótico no espaço de 6 meses (36). Outro estudo (37), comparando imagens de TC durante e após a fase aguda da infeção por SARS-CoV-2, mostrou que as lesões foram significativamente reduzidas e a densidade das lesões diminuiu. De facto, as lesões de TC foram completamente reabsorvidas em 64,7% dos doentes após 4 semanas (37). Isto indica que os danos causados ao tecido pulmonar pela COVID-19 podem ser reversíveis. A fibrose pulmonar pós-COVID-19 é a principal lesão irreversível. É acompanhada por várias lesões, tais como anomalias intersticiais, incluindo reticulação, bronquiectasias de tração e lesões de raios de mina (28). Histologicamente, corresponde a uma reconstrução patológica do epitélio alveolar com uma produção excessiva de matriz extracelular colagénica associada a uma destruição da arquitetura pulmonar normal (28).

2. Sinais cardiovasculares

A COVID-19 prolongada pode ter um impacto significativo no sistema cardiovascular, conduzindo a uma variedade de sinais e sintomas cardiovasculares. As palpitações e as dores no peito são os sinais cardiovasculares mais frequentes (30, 38, 39). De facto, Chilazi et al (38) verificaram a presença de dor no peito e palpitações em 20% e 14% dos indivíduos, respetivamente, após 60 dias de infeção aguda com covid-19. Num estudo de Davis et al (40) que envolveu 3.762

doentes, mais de metade dos indivíduos apresentavam dores no peito (~ 53%) e palpitações (~ 68%) aos 7 meses após a infeção aguda. Por outro lado, outros estudos encontraram percentagens mais baixas, não superiores a 11% (20, 41). Os sinais cardiovasculares da COVID longa podem ser multifactoriais, envolvendo processos inflamatórios, danos diretos nos tecidos causados pelo vírus, perturbações das respostas imunitárias do sistema nervoso autónomo (30, 38).

Numerosos estudos sugeriram uma correlação entre a síndrome de Covid longo e a síndrome de taquicardia postural ortostática (POTS), uma forma de disautonomia encontrada em 10% a 41% dos doentes com síndrome pós-covid (42). A POTS caracteriza-se por um aumento excessivo do ritmo cardíaco quando se passa da posição deitada para a posição de pé, o que pode provocar sintomas como palpitações, dores no peito, tonturas e uma sensação de fraqueza (42).

Um estudo realizado na Tunísia (43), que incluiu 618 doentes, sugeriu que a alteração da tensão global longitudinal do ventrículo esquerdo (Left Ventricular Longitudinal Global Strain) após a infeção por COVID-19 poderia estar relacionada com a disfunção endotelial, que pode ser causada por diferentes factores, como a inflamação dos cardiomiócitos, a hipoxia e a lesão miocárdica devido à disfunção microvascular. Esta alteração poderia contribuir para a dor torácica persistente observada em alguns doentes após a infeção por COVID-19.

3. Sinais neurológicos

Vários estudos relataram que a dor de cabeça é um sintoma neurológico frequente após a infeção por COVID-19 (16, 44, 45).

Um estudo transversal realizado em fevereiro de 2022 e que incluiu doentes tunisinos infectados com COVID-19 entre março de 2020 e fevereiro de 2022 (26) revelou a presença de sintomas neurológicos em 36,6% dos doentes, incluindo perturbações da memória (49,1%) e dores de cabeça (31,8%).

Além disso, a dor neuropática, que pode ser um sintoma na fase aguda da COVID-19, é mais frequente no contexto da síndrome da covid-19 longa (46).

Estes sintomas neurológicos da Covid-19 prolongada têm um impacto negativo na qualidade de vida dos doentes, nomeadamente no que diz respeito à diminuição da concentração, à confusão e à fadiga mental (47,48).

O estudo GeroCovid Acute Wards (48) mostrou que mais de um quinto dos doentes perdeu pelo menos uma atividade da vida diária, sendo as mais comuns tomar banho, vestir-se e transferir-se, provavelmente devido a uma maior dificuldade em realizar tarefas que requerem equilíbrio e coordenação.

A persistência de sinais neurológicos à distância da infeção aguda por covid-19 pode estar ligada à presença do SARS-CoV-2 no líquido cefalorraquidiano (LCR), reflectindo as suas caraterísticas neuroinvasivas (16). Além disso, foi demonstrado que existe uma possível perturbação da integridade microestrutural e funcional do cérebro em doentes que foram infectados com COVID-19 (16).

O SARS-CoV-2 entra nas células humanas através da ligação ao recetor da enzima conversora de angiotensina 2 (ACE2). Este recetor é conhecido por ser altamente expresso não só no trato respiratório inferior, mas também em certas partes do cérebro, nomeadamente áreas do córtex somatossensorial, giro rectal/orbital, lobo temporal, hipotálamo/tálamo, tronco cerebral e cerebelo. A infeção viral direta das células neuronais nestas regiões ocorre quando o vírus se liga ao recetor ACE2 e rompe a barreira hemato-encefálica. Esta invasão causa alterações orgânicas nas células, tais como desmielinização/neurodegeneração e redução da atividade metabólica devido à desregulação mitocondrial. Alguns investigadores sugeriram que o SARS-CoV2 está latente nos neurónios, levando a desmielinização e neurodegeneração e a um maior risco de efeitos a longo prazo em alguns doentes (47).

A resposta imunitária prolongada devido à COVID-19 e os efeitos das tempestades de citocinas são também possíveis mecanismos responsáveis pelos sintomas neuropsiquiátricos da COVID-19 longa. A inflamação dos vasos sanguíneos cerebrais leva à destruição da barreira hemato-encefálica e à infiltração de células imunitárias nas células cerebrais. De facto, estudos relataram sinais de astrogliose reactiva nos tecidos post-mortem de pacientes com COVID-19, em modelos celulares e em organóides cerebrais. Com efeito, estudos que utilizaram a tomografia por emissão de positrões (PET) cerebral em doentes com COVID de longa duração revelaram a presença de hipometabolismo em certas regiões do cérebro destes doentes, o que pode estar ligado à inflamação astroglial (47, 49).

Além disso, a inflamação sistémica, incluindo a dos vasos sanguíneos em todo o corpo, pode contribuir para o desenvolvimento de sintomas sistémicos persistentes, que por sua vez podem levar a sintomas neuropsiquiátricos (47).

Um outro estudo que incluiu 785 participantes, que estudou a estrutura cerebral e a função cognitiva antes da pandemia, foi utilizado para avaliar os efeitos da COVID-19. Foram utilizados dados neuropsicológicos e de ressonância magnética (RMN) para comparar os participantes que testaram positivo para a COVID-19 com os que não foram afectados. Uma segunda avaliação, incluindo a ressonância magnética, foi efectuada em média 38 meses após a primeira. Os autores constataram uma redução da massa cinzenta nos doentes com COVID-19, nomeadamente no córtex orbitofrontal e no giro parahipocampal. Foram também observadas alterações da substância branca nos sobreviventes, sugerindo alterações axonais que poderiam explicar a persistência das cefaleias, mas a especificidade destas alterações continua por determinar (50).

4. Sinais otorrinolaringológicos

A maioria dos estudos publicados no início da pandemia sugeria que a maioria dos doentes recuperava a função odorífera normal após um curto período de infeção com COVID-19 (51,52).

Reiter et al (51) referiram que 72% dos doentes recuperaram da disfunção olfactiva (DO) no prazo de 1 mês, com base numa avaliação anamnésica. Niklaasen et al (52) relataram que a maioria das pessoas afectadas pela covid-19 recuperou 28 dias, mas que aproximadamente 27% ainda sofriam de vários graus de DO após 28 a 169 dias do início da sintomatologia.

Outro estudo (53), que incluiu 102 doentes que foram submetidos a testes quimiossensoriais entre 111 e 457 dias após o início da DO e da disfunção gustativa causada pela COVID-19, constatou que 72,5% dos doentes apresentavam hiposmia, 4% apresentavam anosmia e 18,6% dos doentes apresentavam hipogusia.

Outros estudos (19,44, 54,55) também demonstraram que a percentagem de perturbações otorrinolaringológicas atingiu mais de 30% e que mais de 15 milhões de pessoas em todo o mundo sofriam de disfunção olfactiva persistente devido à covid-19. Os sintomas otorrinolaringológicos poderiam ser explicados pelo facto de o vírus SARS-CoV-2 ter um tropismo neurológico tanto para o sistema nervoso central (SNC) como para o sistema nervoso periférico (SNP). Dado que os receptores ACE2 expressos no SNP podem também ser expressos em células neuronais de suporte associadas ao complexo do paladar e do olfato, isto levanta a possibilidade de danos diretos no

SNP pela COVID-19, levando a um estado de inflamação crónica que afecta diretamente o sistema do paladar e do olfato e a invasão viral do bolbo olfativo. desencadeando uma cascata de degenerescência semelhante à doença de Alzheimer e à doença dos corpos de Lewy, que é uma possível explicação para o desenvolvimento e a manutenção da deficiência gustativa a longo prazo associada à COVID-19 (19, 55,56).

Outro mecanismo possível de disfunção do paladar envolve a ligação funcional entre o paladar e o olfato, em que a perceção do paladar é reduzida devido a uma disfunção sensorial olfactiva anterior (57).

5. Sinais psiquiátricos

Utilizando questionários de auto-relato, vários estudos encontraram uma elevada prevalência de insónia (31-54%), ansiedade (5-46%), sintomas depressivos (9-42%) e sintomas de stress pós-traumático (10-57%) (16,20, 28,47, 58). O estudo COVID-19 Metabolic and Brain Consequences (COMEBAC) relatou insónia em 54% dos doentes com , sintomas de ansiedade em 31%, sintomas depressivos em 22% e sintomas de stress pós-traumático em 14% dos doentes 4 meses após a infeção com COVID-19 (59).

Janiri et al (60) registaram o aparecimento de uma nova perturbação mental no prazo de 3 meses após o episódio agudo em 12% dos doentes. Um outro estudo realizado por Mazza et al (61) indicou que a prevalência de perturbação de stress pós-traumático era de 30% 1 a 3 meses após um episódio agudo grave.

Um estudo multicêntrico realizado em Espanha em 1142 doentes, 7 meses após a fase inicial da infeção por COVID-19, mostrou que 34,5% tinham uma má qualidade do sono (62). A prevalência de depressão e ansiedade foi de 19,7% (HADS-depressão ≥ 10 pontos) e 16,2% (HADS-ansiedade ≥ 12 pontos), respetivamente (62).No entanto, a frequência dos distúrbios do sono variou entre os estudos, oscilando entre 18% e 34% (62, 63).

O contexto social e mediático que provocou ansiedade, o medo de uma forma grave da doença, o medo de não poder beneficiar de cuidados adequados, particularmente nas primeiras semanas da pandemia, a ausência de uma cura estabelecida, a falta de visitas da família e dos amigos após a hospitalização ou devido ao confinamento, e as experiências traumáticas da doença aguda e dos cuidados, por vezes em condições precárias , podem ter encorajado o aparecimento de stress pós-traumático. Além disso, a presença do SARS-CoV-2 no líquido cefalorraquidiano (LCR) demonstra as suas caraterísticas neuroinvasivas, existindo uma possível perturbação da integridade microestrutural e funcional do cérebro em doentes recuperados da COVID-19 (16).

6. Fadiga

De acordo com a literatura, 63% dos doentes ainda apresentavam um problema de fadiga crónica 6 meses após a infeção com SARS-CoV-2 (14-15, 20, 21, 29, 44). Vários factores podem desempenhar um papel no desenvolvimento da fadiga pós-COVID-19. Ortelli et al (64) mostraram que a hiperinflamação relacionada com a interleucina-6 pode desempenhar um papel na fadiga neuromotora e cognitiva central, na apatia e na disfunção executiva/motivacional na COVID longa, regulando negativamente os receptores do ácido gama-aminobutírico (GABA). Além disso, a infeção direta pelo SARS-CoV-2 do músculo esquelético, causando danos e fraqueza muscular, pode contribuir para a fadiga (65).

7. Dor nas articulações

Vários estudos constataram a presença de dores articulares à distância do episódio agudo de infeção por Covid-19 em cerca de um quinto dos doentes estudados (66-68). Os nociceptores são activados por estímulos mecânicos e químicos, nomeadamente por factores pró-inflamatórios, o que poderia explicar o mecanismo da dor articular (69).

CAPÍTULO III

FACTORES PREDITIVOS DE UMA LONGA COBIÇA

Os dados da literatura mostram que a idade avançada é um fator preditivo para a ocorrência de um cobiçado longo (13, 16, 26, 57, 70, 71). Chelly et al também verificaram que as mulheres tinham um risco mais elevado de ter uma cobiça longa (57).

Alguns estudos não encontraram uma associação estatisticamente significativa com a diabetes, a hipertensão, a obesidade, a doença grave na fase aguda e a variante delta em comparação com a variante omicrónica (57, 70). No entanto, um estudo efectuado na Índia (72) encontrou uma associação significativa entre a diabetes, a hipertensão arterial e a covid longa. Alguns estudos concluíram que o aumento e o prolongamento da inflamação, as respostas imunitárias adaptativas deficientes, a disfunção endotelial e os distúrbios relacionados com a coagulação são fenómenos bem descritos na obesidade e poderiam representar uma explicação plausível para a ligação entre um índice de massa corporal (IMC) elevado e a covid-19 longa (57, 70). Além disso, os dados da literatura relativos à associação entre a gravidade da infeção viral inicial e os sintomas residuais são contraditórios (13, 15,

24).Um estudo realizado por magnusson et al (73) com 323.145 adultos noruegueses mostrou que o risco de desenvolver sintomas de covid era quase equivalente naqueles que recuperavam do sars-cov-2 omicron e delta. No entanto, noutro estudo (74), antonelli et al acompanharam quase 56.000 adultos no Reino Unido infectados com sars-cov-2 entre dezembro de 2021 e março de 2022 e concluíram que o risco de covid de longa duração era consistentemente menor em pacientes com sars-cov-2 omicron do que naqueles com a variante delta.

1. Preditores de sintomas respiratórios em Covid- long

Dado que a infeção por covid é principalmente respiratória e que a dispneia e a tosse seca são os sinais mais frequentes da covid longa, verificou-se uma correlação entre estes dois sinais clínicos e uma história de asma, DPOC, SAS e tabagismo. Os doentes asmáticos apresentam um risco mais elevado de tosse seca e de dispneia pós-covid do que os doentes não asmáticos (53, 75, 76). Isto pode ser explicado pela síndrome de ativação dos mastócitos e pela resposta imunológica Th-2 tendenciosa (25).

Um estudo realizado por Chen Y et al. mostrou que fumar aumenta 6,95 vezes o risco de tosse seca após uma infeção aguda com covid-19

(77).Do mesmo modo, outro estudo transversal retrospetivo realizado no Bangladesh mostrou que uma história de DPOC e o tabagismo eram factores de risco para dispneia persistente 2 meses após a recuperação da covid-19 (78). Um estudo de coorte observacional multicêntrico de 1250 sobreviventes da COVID-19 no Michigan, EUA, mostrou que a persistência de uma tosse seca após o diagnóstico inicial de COVID-19 não se correlacionava com o grau de gravidade do episódio agudo de infeção (31).

2. Preditores de sintomas cardiovasculares em Covid long

O sexo feminino e a hospitalização durante a fase aguda da infeção são factores de risco para palpitações à distância do episódio agudo da infeção, de acordo com o estudo de Brigido et al (54). No entanto, Golchin Vafa et al (30) não encontraram qualquer associação entre estes dois factores de risco e as palpitações de longa duração. Verificaram também que a hospitalização era um fator de risco para a dor no peito após uma infeção aguda por covid-19.

3. Factores preditivos de sinais neurológicos de covid-19

O sexo feminino foi um fator de risco para a cefaleia pós-COVID (42, 50, 79). Estudos demonstraram que o sexo feminino e a gravidade inicial da infeção são factores de risco para perturbações da memória na COVID-19 prolongada (29, 47). Por outro lado, a dor neuropática foi correlacionada com a duração da hospitalização em alguns estudos (80). A perda de autonomia, relatada como um sinal da síndrome pós-covid, foi associada à idade avançada num estudo prospetivo (81) realizado de maio de 2020 a dezembro de 2021 envolvendo 1.024 polacos com história de infeção por SARS-CoV-2, que mostrou que as pessoas mais velhas tinham um maior risco de perda de autonomia.

4. Factores preditivos de sintomas otorrinolaringológicos em cobiça longa

Estudos têm considerado o sexo feminino como um fator de risco para a agueusia na cobiça longa (53, 57). Da mesma forma, segundo alguns autores, este fator de risco desempenha um papel no desenvolvimento da anosmia na cobiça longa (47, 53, 57).

5. Factores preditivos de perturbações psicológicas da cobiça longa

A depressão foi correlacionada com a hospitalização numa revisão sistemática e meta-análise de Badenoch et al (82). Além disso, o sexo feminino e uma história de DPOC foram factores de risco para a ansiedade na literatura (47, 81).

Alguns autores verificaram que o sexo feminino, a diabetes, a obesidade e a hipertensão arterial eram factores preditivos de perturbações do sono na cobiça longa (47).

6. Factores preditivos de fadiga durante a cobiça prolongada

O sexo feminino é considerado como um fator de risco para a fadiga (14, 20, 22, 53, 81, 83). Por outro lado, alguns estudos observaram que a idade avançada é um fator de risco para a fadiga da covid-19 (24, 84).

7. Factores preditivos de dor nas articulações em pessoas com cancro da mama

A dor nas articulações é um sintoma frequentemente relatado por pessoas que sofrem de Covid long, uma condição que persiste muito tempo após a fase aguda da infeção por SARS-CoV-2. Esta dor, frequentemente designada por artralgia (dor nas articulações sem inflamação), pode afetar várias partes do corpo e prejudicar a qualidade de vida. Estão a decorrer estudos para compreender melhor os mecanismos da Covid long, em particular a sua ligação com a dor músculo-esquelética, e os tratamentos mais eficazes. De acordo com a literatura, o sexo feminino é um fator de risco para a dor articular provocada pela Covid longa (24,29,69,81, 85).

CONCLUSÃO

O coronavírus 2019 (COVID-19) é uma doença infecciosa contagiosa causada pelo coronavírus 2 da síndrome respiratória aguda grave (SARS-CoV-2). A COVID-19 pode ter consequências duradouras, muito para além da fase aguda da infeção. Estes sinais e sintomas têm sido descritos como "COVID longa".

A COVID longa manifesta-se através de uma variedade de sintomas que afectam vários sistemas de órgãos, o que torna o seu diagnóstico e gestão complexos. Por conseguinte, representa um desafio para os sistemas de saúde devido às suas implicações a longo prazo para os recursos e serviços de saúde.

Os sintomas mais comuns associados ao pós-COVID-19 encontrados na literatura são falta de ar, fraqueza geral, dores musculares, disfunção cognitiva, dor de cabeça, perda do olfato, náuseas e vómitos, que afectam a qualidade de vida das pessoas afectadas.

As questões fundamentais relativas à relação entre a persistência do SARS-CoV-2 e a longevidade dos sintomas da COVID-19 de longa duração continuam por resolver. Por conseguinte, a investigação sobre os factores de risco associados ao desenvolvimento da COVID-19 de longa duração é considerada uma necessidade.

E embora tenham sido feitos progressos na compreensão da covid-19 de longa duração, ainda há muito a aprender sobre esta doença. É necessária mais investigação, uma maior sensibilização e esforços de gestão coordenados para satisfazer as necessidades dos doentes com covid-19 de longa duração e atenuar o seu impacto na saúde pública.

BIBLIOGRAFIA

1. Bonny V, Maillard A, Mousseaux C, Plaçais L, Richier Q. COVID-19: fisiopatologia de uma doença multifacetada. Rev de Médecine Interne. 1 de junho de 2020;41(6):375 89.

2. Organização Mundial de Saúde. Casos de COVID-19. Painel de controlo COVID-19 da OMS. Dez 2023;1-13.

3. Camerlingo C. Síndrome pós-COVID: um novo desafio para a medicina. European Review. 2021;25(12):4422-4425.

4. Alta Autoridade de Saúde. Sintomas prolongados após a Covid-19 em adultos. Diagnóstico e tratamento. HAS. Jan 2023;1-11.

5. Institutos Nacionais de Investigação sobre a COVID-19. COVID longo. NIH. setembro de 2023;1-6.

6. Chippa V, Aleem A, Anjum F. Síndrome Pós-Aguda do Coronavírus (COVID-19). Ilha do Tesouro (FL): StatPearls Publishing. 2023;NBK570608:1-2.

7. Organização Mundial de Saúde. Doença do coronavírus (COVID-19): situação pós-COVID-19. OMS. março de 2023;1-5.

8. Regunath H, Goldstein NM, Guntur VP. Long COVID: Onde

estamos Nós em 2023. Mo Med. 2023;120(2):102 5.

9. Organização Mundial de Saúde: Uma definição de caso clínico da condição pós COVID-19 por consenso Delphi. OMS. outubro de 2021;1-27.

10. Szabo S, Zayachkivska O, Hussain A, Muller V. O que é realmente a "Longa COVID"? Inflammopharmacology. abril de 2023;31(2):551 7.

11. Chen B, Julg B, Mohandas S, Bradfute SB. Persistência viral, reativação e mecanismos de COVID longo. eLife. 2023;12:e86015.

12. Subramanian A, Nirantharakumar K, Hughes S, Myles P, Williams T, Gokhale KM, et al. Sintomas e factores de risco para a COVID longa em adultos não hospitalizados. Nat Med. 2022;28(8):1706 14.

13. Lippi G, Sanchis-Gomar F, Henry BM. COVID-19 e suas sequelas de longo prazo: o que sabemos em 2023? Pol Arch Intern Med. 19 Abr 2023;133(4):16402.

14. Fatima S, Ismail M, Ejaz T, Shah Z, Fatima S, Shahzaib M, et al. Associação entre COVID longo e vacinação: Um estudo de acompanhamento de 12 meses em um país de baixa a média renda. PLoS One. 22 Nov 2023;18(11):e0294780.

15. Arjun MC, Singh AK, Pal D, Das K, G. A, Venkateshan M, et al. Caraterísticas e preditores de Long COVID entre os casos diagnosticados de COVID-19. PLOS ONE. 20 de dezembro de 2022;17(12):e0278825.

16. Raveendran AV, Jayadevan R, Sashidharan S. Long COVID: Uma visão geral. Diabetes e Síndrome Metabólica. junho de 2021;15(3):869.

17. Singh SJ, Baldwin MM, Daynes E, Evans RA, Greening NJ, Jenkins RG, et al. Sequelas respiratórias da COVID-19: origens pulmonares e extrapulmonares, e abordagens aos cuidados clínicos e à reabilitação. Lancet Respir Med. 2023;11(8):709-725.

18. Squillace N, Cogliandro V, Rossi E, Bellelli G, Pozzi M, Luppi F, et al. Uma abordagem multidisciplinar para rastrear as condições pós-COVID-19. BMC Infect Dis. 24 Jan 2023;23(1):54.

19. García-Vicente P, Rodríguez-Valiente A, Górriz Gil C, Márquez Altemir R, Martínez-Pérez F, López-Pajaro LF, et al. Tosse crónica na síndrome pós-COVID: Achados da eletromiografia laríngea na neuropatia do nervo vago. PLOS ONE. 30 de março de 2023;18(3):e0283758.

20. Huang C, Huang L, Wang Y, Li X, Ren L, Gu X, et al.

Consequências de 6 meses da COVID-19 em pacientes com alta hospitalar: um estudo de coorte. Lancet Lond Engl. 2021;397(10270):220 32.

21. Arjun MC, Singh AK, Roy P, Ravichandran M, Mandal S, Pal D, et al. COVID longo após a onda Omicron na Índia Oriental - Um estudo de coorte retrospetivo . J Med Virol. Jan 2023;95(1):e28214.

22. Xiong Q, Xu M, Li J, Liu Y, Zhang J, Xu Y, et al. Sequelas clínicas dos sobreviventes da COVID-19 em Wuhan, China: um estudo longitudinal num único centro. Clin Microbiol Infect. Jan 2021;27(1):89- 95.

23. Mumtaz A, Sheikh AAE, Khan AM, Khalid SN, Khan J, Nasrullah A, et al. Vacina contra a COVID-19 e COVID longa: uma revisão do âmbito de aplicação. Vida. 16 Jul 2022;12(7):1066.

24. Yong SJ. Síndrome de COVID longo ou pós-COVID-19: fisiopatologia putativa, factores de risco e tratamentos. Infect Dis Lond Engl. 2021:1-18.

25. Munblit D, Bobkova P, Spiridonova E, Shikhaleva A, Gamirova A, Blyuss O, et al. Incidência e factores de risco para sintomas persistentes em adultos previamente hospitalizados por COVID-. 19. Clin Exp Allergy. Sept 2021;51(9):1107 20.

26. Chelly S, Rouis S, Ezzi O, Ammar A, Fitouri S, Soua A, et al. Sintomas e factores de risco para COVID longo na população tunisina. BMC Health Serv Res. 15 de maio de 2023;23:487.

27. Hayat M, Uzair M, Ali Syed R, Arshad M, Bashir S. Situação da vacinação contra a COVID-19 no Sul da Ásia. Hum Vaccin Immunother. 2022;18(1):2016010.

28. Montani D, Savale L, Noel N, Meyrignac O, Colle R, Gasnier M, et al. Síndrome COVID-19 pós-aguda. Eur Respir Rev. 3 de março de 2022;31(163):210185.

29. Crook H, Raza S, Nowell J, Young M, Edison P. Long covid mechanisms, risk factors, and management. BMJ. 26 Jul 2021;374:n1648.

30. Golchin Vafa R, Heydarzadeh R, Rahmani M, Tavan A, Khoshnoud Mansorkhani S, Zamiri B, et al. Os efeitos a longo prazo da infeção por Covid-19 nos sintomas cardíacos. BMC Cardiovasc Disord. 6 de junho de 2023;23:286.

31. Chopra V, Flanders SA, O'Malley M, Malani AN, Prescott HC. Resultados de sessenta dias entre pacientes hospitalizados com COVID-19. Ann Intern Med. 11 de novembro de 2020; M20: 5661.

32. Alkodaymi MS, Omrani OA, Fawzy NA, Shaar BA, Almamlouk R, Riaz M, et al. Prevalência de sintomas pós-agudos da síndrome COVID-19 em diferentes períodos de acompanhamento: uma revisão sistemática e meta-análise. Clin Microbiol Infect. maio de 2022;28(5):657 66.

33. Mendola M, Leoni M, Cozzi Y, Manzari A, Tonelli F, Metruccio F, et al. Sintomas de COVID a longo prazo, capacidade de trabalho e aptidão para o trabalho em profissionais de saúde hospitalizados por infeção por sars-CoV-2. Med Lav. 2022;113(5):e2022040.

34. Scaramuzzo G, Ronzoni L, Campo G, Priani P, Arena C, La Rosa R, et al. Dispneia a longo prazo, distribuição regional da ventilação e função pulmonar periférica em sobreviventes da COVID-19: um estudo de acompanhamento de 1 ano. BMC Pulm Med. 9 Nov 2022;22:408.

35. Song WJ, Hui CKM, Hull JH, Birring SS, McGarvey L, Mazzone SB, et al. Confronting COVID-19-associated tough and the post-COVID syndrome: role of viral neurotropism, neuroinflammation, and neuroimmune responses. Lancet Respir Med. maio de 2021;9(5):533 44.

36. Han X, Fan Y, Alwalid O, Li N, Jia X, Yuan M, et al. Achados de

TC de tórax de acompanhamento de seis meses após pneumonia grave por COVID-19. Radiologia. abr 2021;299(1):e177-e186.

37. Liu C, Ye L, Xia R, Zheng X, Yuan C, Wang Z, et al. Tomografia computadorizada de tórax e acompanhamento clínico de pacientes que receberam alta com COVID-19 na cidade de Wenzhou, Zhejiang, China. Ann Am Thorac Soc. outubro de 2020;17(10):1231.

38. Chilazi M, Duffy EY, Thakkar A, Michos ED. COVID e doenças cardiovasculares: O que sabemos em 2021. Curr Atheroscler Rep. 2021;23(7):37.

39. Kamal M, Abo Omirah M, Hussein A, Saeed H. Avaliação e caraterização das manifestações pós-COVID-19. Int J Clin Pract. março de 2021;75(3):e13746.

40. Davis HE, Assaf GS, McCorkell L, Wei H, Low RJ, Re'em Y, et al. Caracterização da COVID longa numa coorte internacional: 7 meses de sintomas e o seu impacto. EClinicalMedicine. 15 Jul 2021;38:101019.

41. Huang L, Yao Q, Gu X, Wang Q, Ren L, Wang Y, et al. Resultados de 1 ano em sobreviventes hospitalares com COVID-19: um estudo de coorte longitudinal. Lancet Lond Engl. 2021;398(10302):747 58.

42. Brigido S, Manes MT, Ingianni N, Lanni F, Cutolo A, Rovere MTL, et al. Cardiologia de género: o ponto de vista das particularidades clínicas e fisiopatológicas das mulheres no âmbito da COVID. G Ital Cardiol. 1 Jan 2024;25(1):6 13.

43. Charfeddine S, Ibn Hadj Amor H, Jdidi J, Torjmen S, Kraiem S, Hammami R, et al. Síndrome de COVID 19 longo: está relacionado com a microcirculação e a disfunção endotelial? Insights do estudo TUN-EndCOV. Front Cardiovasc Med. 30 Nov 2021;8:745758.

44. Feter N, Caputo EL, Leite JS, Delpino FM, da Silva LS, Vieira YP, et al. Prevalência e fatores associados à COVID longa em adultos do Sul do Brasil: achados da coorte PAMPA. Cad Saúde Pública. 2023;39(12):e00098023.

45. Carod-Artal FJ, García-Moncó JC. Epidemiologia, fisiopatologia e classificação dos sintomas neurológicos da síndrome pós-COVID-19. Neurol Perspect. Dez 2021;1:S5 15.

46. Williams LD, Zis P. Dor neuropática relacionada ao COVID-19: uma revisão sistemática e meta-análise. J Clin Med. 20 Feb 2023;12(4):1672.

47. Kubota T, Kuroda N, Sone D. Aspectos neuropsiquiátricos da COVID longa: uma revisão abrangente. Psychiatry and Clin Neurosci.

Fev 2023;77(2):84-93.

48. Okoye C, Calsolaro V, Calabrese AM, Zotti S, Fedecostante M, Volpato S, et al. Determinantes da mortalidade por causas específicas e perda de independência em pacientes idosos após hospitalização por COVID-19: The GeroCovid Outcomes Study. J Clin Med. 22 Sep 2022;11(19):5578.

49. Hugon J, Queneau M, Sanchez Ortiz M, Msika EF, Farid K, Paquet C. Declínio cognitivo e hipometabolismo do tronco cerebral em COVID longo: uma série de casos. Comportamento do Cérebro. 15 de março de 2022;12(4):e2513.

50. Tana C, Bentivegna E, Cho SJ, Harriott AM, García-Azorín D, Labastida-Ramirez A, et al. Dor de cabeça COVID longa. J Dor de cabeça. 1 de agosto de 2022;23(1):93.

51. Reiter ER, Coelho DH, Kons ZA, Costanzo RM. Alterações subjectivas do olfato e do paladar durante a pandemia de COVID-19: Recuperação a curto prazo. Am J Otolaryngol. 2020;41(6):102639.

52. Niklassen AS, Draf J, Huart C, Hintschich C, Bocksberger S, Trecca EMC, et al. COVID - 19: Recovery from Chemosensory Dysfunction. Um estudo multicêntrico sobre olfato e paladar. O Laringoscópio. maio de 2021;131(5):1095 100.

53. Prem B, Liu DT, Besser G, Sharma G, Dultinger LE, Hofer SV, et al. Disfunção olfactiva de longa duração em doentes com COVID-19. Eur Arch Otorhinolaryngol. 2022;279(7):3485 92.

54. Boscolo-Rizzo P, Hummel T, Hopkins C, Dibattista M, Menini A, Spinato G, et al. Elevada prevalência de disfunção olfactiva, gustativa e quimioestésica a longo prazo em doentes pós-COVID-19: um estudo de caso-controlo com um ano de seguimento utilizando uma avaliação psicofísica abrangente. Rhinology. 1 de dezembro de 2021;59(6):517 27.

55. Kay LM. COVID-19 e disfunção olfactiva: uma onda iminente de demência? J Neurophysiol. 1 de agosto de 2022;128(2):436 44.

56. Cardoso Soares P, Moreira de Freitas P, de Paula Eduardo C, Hiramatsu Azevedo L. Comprometimento do paladar a longo prazo relacionado à COVID-19: Duração dos sintomas, distúrbios relacionados ao paladar e ao olfato e caraterísticas da amostra. Cureus. Abr 2023;15(4):e38055.

57. Miyazato Y, Tsuzuki S, Morioka S, Terada M, Kutsuna S, Saito S, et al. Factores associados ao desenvolvimento e persistência de condições pós-COVID: A cross-sectional study. J Infect Chemother. Sept 2022;28(9):1242 8.

58. Paradowska-Nowakowska E, Łoboda D, Gołba KS, Sarecka-Hujar B. Gravidade da síndrome COVID-19 longa de acordo com o sexo, tempo desde o início da doença e capacidade de exercício - os resultados de um estudo transversal. Vida. Fev 2023;13(2):508.

59. Morin L, Savale L, Pham T, Colle R, Figueiredo S, Harrois A, et al. Estado clínico de quatro meses de uma coorte de pacientes após hospitalização por COVID-19. JAMA. 20 de abril de 2021;325(15):1525 34.

60. Janiri D, Carfì A, Kotzalidis GD, Bernabei R, Landi F, Sani G. Posttraumatic Stress Disorder in Patients After Severe COVID-19 Infection (Perturbação de Stress Pós-Traumático em Pacientes após Infeção Grave por COVID-19). JAMA Psychiatry. maio de 2021;78(5):567 9.

61. Mazza MG, Palladini M, De Lorenzo R, Magnaghi C, Poletti S, Furlan R, et al. Psicopatologia persistente e comprometimento neurocognitivo em sobreviventes de COVID-19: Efeito da inflamação biomarcadores em três meses de acompanhamento. Brain Behav Immun. maio de 2021;94:138 47.

62. Fernández-de-las-Peñas C, Gómez-Mayordomo V, de-la-Llave-Rincón AI, Palacios-Ceña M, Rodríguez-Jiménez J, Florencio LL, et

al. Ansiedade, depressão e má qualidade do sono como sequelas pós-COVID a longo prazo em pacientes previamente hospitalizados: Um estudo multicêntrico. J Infect. Oct 2021;83(4):496 522.

63. Schilling C, Meyer-Lindenberg A, Schweiger JI. Distúrbios cognitivos e distúrbios de consciência em caso de COVID-19 longo. Nervenarzt. 2022;93(8):779 87.

64. Ortelli P, Ferrazzoli D, Sebastianelli L, Engl M, Romanello R, Nardone R, et al. Correlatos neuropsicológicos e neurofisiológicos da fadiga em doentes pós-agudos com manifestações neurológicas da COVID-19: Insights sobre um sintoma desafiador. J Neurol Sci. 15 Jan 2021;420:117271.

65. Ferrandi PJ, Alway SE, Mohamed JS. A interação entre SARS-CoV-2 e ACE2 pode ter consequências para a suscetibilidade viral do músculo esquelético e miopatias. J Appl Physiol. 1 de outubro de 2020;129(4):864 7.

66. Karaarslan F, Güneri FD, Kardeş S. Long COVID: sintomas reumatológicos / musculoesqueléticos em sobreviventes de COVID-19 hospitalizados aos 3 e 6 meses. Clin Rheumatol. 2022;41(1):289 96.

67. Aiyegbusi OL, Hughes SE, Turner G, Rivera SC, McMullan C,

Chandan JS, et al. Sintomas, complicações e gestão da COVID longa: uma revisão. J R Soc Med. Sept 2021;114(9):428 42.

68. Carvalho-Schneider C, Laurent E, Lemaignen A, Beaufils E, Bourbao-Tournois C, Laribi S, et al. Acompanhamento de adultos com COVID-19 não crítico dois meses após o início dos sintomas. Clin Microbiol Infect. Fev 2021;27(2):258 63.

69. Lauwers M, Au M, Yuan S, Wen C. COVID-19 no Envelhecimento das Articulações e na Osteoartrite: Estado atual e perspectivas. Int J Mol Sci. 10 Jan 2022;23(2):720.

70. Loosen SH, Jensen BEO, Tanislav C, Luedde T, Roderburg C, Kostev K. Obesidade e distúrbios do metabolismo lipídico determinam o risco de desenvolvimento da síndrome COVID longa: um estudo transversal de 50.402 pacientes COVID-19. Infection. 2022;50(5):1165 70.

71. Nabavi N. Long covid: Como defini-la e como geri-la. BMJ. 7 de setembro de 2020;370:m3489.

72. Fatima G, Bhatt D, Idrees J, Khalid B, Mahdi F. Elucidando as manifestações pós-COVID-19 na Índia. BMJ. 2021;1-12.

73. Magnusson K, Kristoffersen DT, Dell'Isola A, Kiadaliri A,

Turkiewicz A, Runhaar J, et al. Post-covid medical complaints following infection with SARS-CoV-2 Omicron vs Delta variants. Nat Commun. 30 Nov 2022;13(1):7363.

74. Antonelli M, Pujol JC, Spector TD, Ourselin S, Steves CJ. Risco de COVID longo associado às variantes delta versus omicron do SARS-CoV-2. The Lancet. junho de 2022;399(10343):2263 4.

75. Fernández-de-las-Peñas C, Torres-Macho J, Velasco-Arribas M, Arias-Navalón JA, Guijarro C, Hernández-Barrera V, et al. Prevalência semelhante de sintomas pós-COVID a longo prazo em doentes com asma: Um estudo de caso-controlo. O Jornal da Infeção. agosto de 2021;83(2):237.

76. Garcia-Pachon E, Grau-Delgado J, Soler-Sempere MJ, Zamora-Molina L, Baeza-Martinez C, Ruiz-Alcaraz S, et al. Baixa prevalência da síndrome pós-COVID-19 em pacientes com asma. J Infect. junho de 2021;82(6):276 316.

77. Chen Y, Zhang X, Zeng X, Xu T, Xiao W, Yang X, et al. Prevalência e factores de risco para tosse pós-infecciosa em doentes com alta hospitalar com doença por coronavírus 2019 (COVID-19). J Thorac Dis. junho de 2022;14(6):2079 88.

78. Islam MdK, Hossain MF, Molla MdMA, Sharif MdM, Hasan P,

Hossain FS, et al. Um estudo de acompanhamento de 2 meses pós-COVID-19 em pacientes com dispneia. Health Sci Rep. 17 de novembro de 2021; 4 (4): e435.

79. Garcia-Azorin D, Layos-Romero A, Porta-Etessam J, Membrilla JA, Caronna E, Gonzalez-Martinez A, et al. Cefaleia persistente pós-COVID-19: Um estudo multicêntrico de acompanhamento de 9 meses de 905 pacientes. Cephalalgia. Jul 2022;42(8):804 9.

80. Romero-Rodríguez E, Pérula-de Torres LÁ, Castro-Jiménez R, González-Lama J, Jiménez- García C, González-Bernal JJ, et al. Admissão hospitalar e vacinação como factores preditivos de sintomas longos de COVID-19. Front Med. 11 Nov 2022;9:1016013.

81. Mińko A, Turoń-Skrzypińska A, Rył A, Tomska N, Bereda Z, Rotter I. Procurando por fatores que influenciam a gravidade dos sintomas de COVID longo. Int J Environ Res Saúde Pública. 30 de junho de 2022;19(13):8013.

82. Badenoch JB, Rengasamy ER, Watson C, Jansen K, Chakraborty S, Sundaram RD, et al. Persistência de sintomas neuropsiquiátricos após a COVID-19: uma revisão sistemática e meta-análise. Cérebro Comunitário. 17 de dezembro de 2021;4(1):fcab297.

83. Zhang X, Wang F, Shen Y, Zhang X, Cen Y, Wang B, et al.

Sintomas e resultados de saúde entre sobreviventes da infeção por COVID-19 1 ano após a alta dos hospitais em Wuhan, China. JAMA Netw Open. 29 de setembro de 2021;4(9):e2127403.

84. Kaur D, Agrawal KC, Deep A, Choudhary H, Soni L, Saran R, et al. Manifestações pós-COVID-19: Um estudo de análise de sintomas, complicações após a hospitalização. J Fam Med Prim Care. Oct 2022;11(10):6015 22.

85. Swarnakar R, Jenifa S, Wadhwa S. Complicações músculo-esqueléticas na COVID-19 longa: Uma revisão sistemática. World J Virol. 25 Nov 2022;11(6):485 95.

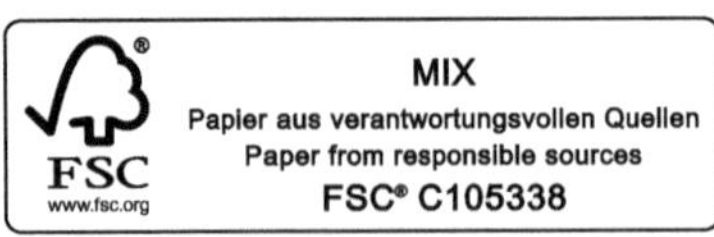

Printed by Books on Demand GmbH, Norderstedt / Germany